AF246147

COMMUNICATION

FAITE

A L'ACADÉMIE ROYALE DE MÉDECINE

(Dans sa séance du 29 janvier 1829)

Par M. Amussat, D. C. P.,

MEMBRE DE L'ACADÉMIE ROYALE DE MÉDECINE.

Paris.

DE L'IMPRIMERIE DE CHARLES THUAU,

RUE DU CLOÎTRE SAINT-BENOÎT, Nº 4.

1829.

COMMUNICATION

FAITE A

L'ACADÉMIE ROYALE DE MÉDECINE.

(Dans sa Séance du 29 janvier 1829.)

Par M. Amussat.

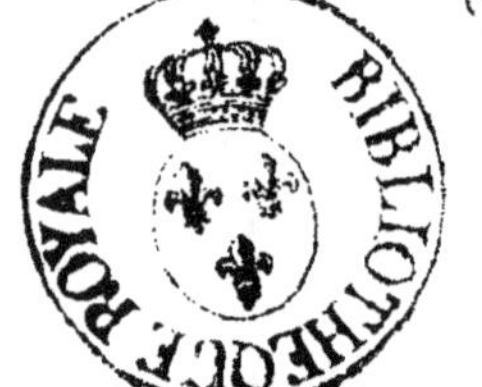

(Extrait du Journal analytique, n° de mars.)

M. Amussat annonce à la section que, depuis qu'il a eu l'honneur de lui présenter, dans une de ses séances du mois de novembre dernier, M. Chartier, âgé de soixante ans, et le jeune Gourlier, âgé de douze ans, qu'il a opérés et guéris de la pierre par son procédé de la taille-suspubienne, il n'a eu qu'une seule fois l'occasion de pratiquer cette opération. Il présente à la section ce nouvel opéré.

OBSERVATION DE M. BUIN.

(Extraite du Journal général des Hôpitaux.)

TAILLE par le haut appareil, pratiquée par M. Amussat, d'après les modifications importantes qu'il a apportées dans cette opération. — M. Buin, ancien chef de bataillon dans l'artillerie de la marine, âgé de soixante-dix ans, d'une bonne constitution, éprouvait depuis deux ans environ, des douleurs dans la vessie et dans les reins, lorsqu'il se présenta au mois de novembre, chez un chirurgien qui le sonda. Le cathétérisme, au dire du malade, fut très-douloureux, très-difficile, et suivi d'un écoulement de sang assez considérable par le canal. Le chirurgien déclara que la lithotritie était impraticable, parce que le canal était rétréci. Peu de jours après, M. Buin fit appeler M. Amussat en consultation par

M. le docteur Mareschal son médecin : on le trouva dans l'état suivant :

Envies continuelles d'uriner, surtout pendant la nuit que le malade passait ordinairement sans dormir, douleurs vives dans la vessie et dans le trajet du canal à chaque émission d'urine ; le jet de ce liquide était souvent interrompu ; l'urine déposait au fond du vase une couche épaisse de mucosité purulentes. M. Buin portait une hernie inguinale droite et une hernie ombilicale. M. Amussat pratiqua le cathétérisme avec assez de facilité au moyen d'une sonde d'un volume ordinaire quoique le canal fût rétréci dans plusieurs points de son étendue. Aussitôt qu'il eut fait pénétrer l'instrument dans la vessie, il sentit un calcul placé dans le côté gauche du bas foud de cet organe ; il voulut injecter du liquide dans la poche urinaire ; mais il ne put en faire pénétrer qu'une très-petite quantité, ce qui lui fit penser qu'elle était revenue sur elle-même et qu'elle était très-malade.

M. Buin, à qui les douleurs ne laissaient point de repos et qui depuis plusieurs mois pouvait à peine marcher, suppliait M. Amussat de l'opérer. Si d'un côté le mauvais état de la vessie, les rétrécissemens du canal et la nature du calcul qu'il croyait volumineux, ôtait à ce chirurgien tout espoir de tenter avec succès la lithotritie, le grand âge du malade ; les deux hernies qu'il portait et le catarrhe déjà très-avancé de la vessie lui faisaient craindre l'opération de la taille. Cependant il se décida à pratiquer cette opération par le haut appareil le 4 décembre 1828 à onze heures du matin.

Le malade étant placé et maintenu comme à l'ordinaire, lorsque la peau fut incisée ainsi que le tissu cellulaire et la ligne blanche, M. Amussat divisa la vessie d'où il sortit un flocon de mucosités purulentes et fit pénétrer aussitôt le doigt dans sa cavité où il sentit un calcul ovalaire du volume d'un petit œuf, logé dans un espèce de cul-de-sac à gauche du bas fond. Après en avoir fait l'extraction, il pria quelques-uns des médecins présens d'explorer eux-mêmes la vessie.

Ils reconnurent le cul-de-sac dont nous venons de parler,

et sentirent leur doigt resserré par les bords de l'incision
faite à la paroi antérieure de l'organe. La canule fut ensuite
placée, et quand la vessie eut été nettoyée au moyen d'une
injection faite par la canule, il réunit la plaie par première intention au‑dessus de l'instrument conducteur
de l'urine. Le malade, qui pendant toute l'opération
n'avait accusé que peu de souffrances et qui n'avait cessé
d'adresser quelques plaisanteries aux assistans, fut porté
dans son lit, où on le fit tenir dans une position presque
assise.

A deux heures, il y eut un léger mouvement fébrile qui
ne dura que quelques instans : l'urine, qui sortait abondam-
ment par la canule, fut sanguinolente toute la journée.
Sommeil de quelques heures dans la nuit.

Le lendemain, l'urine a repris sa couleur naturelle. Le
malade est tourmenté par des coliques occasionées par des
gaz, dont on favorise l'expulsion par l'introduction d'une
canule de gomme élastique dans l'anus.

Le 9, à la levée de l'appareil, la plaie se trouve cicatrisée
jusqu'à la canule.

Le 10, en voulant retirer la canule, M. Amussat fut
obligé d'employer un certain effort, tant elle était embrassée
exactement par la vessie. Dans la nuit qui suivit la suppression de la canule, M. Buin éprouva une forte envie d'uriner
par le canal, mais l'urine continua à couler par la plaie.

Le 13, le malade commença à prendre quelques légers
potages et à se lever. Le mieux se soutint les jours suivans,
et la plaie marcha vers la cicatrisation.

Le 18, à dix heures du matin, quatorzième jour après
l'opération, l'urine passa pour la première fois par le canal.
Elle occasiona une assez forte douleur.

Le 19, et les jours suivans, il ne passe plus que très-peu
d'urine par la plaie, qui est entièrement cicatrisée le 28 décembre, vingt-quatrième jour après l'opération.

M. Buin a commencé à sortir le vingt-deuxième jour. Il
n'éprouve plus aucune douleur dans la vessie ; le catarrhe a

entièrement disparu. Le sommeil est naturel et l'appétit bon.

Nota. La taille dont il vient d'être question a été pratiquée sous nos yeux et en présence de plus de vingt personnes , au nombre desquelles se trouvaient MM. Magendie ,
Mareschal , Hatin , Dubrac , etc.

Les résultats obtenus ici comme chez d'autres malades ,
prouvent d'ailleurs les grands avantages qu'offrent les modifications apportées par ce jeune praticien dans l'opération de la taille sus-pubienne.

Au sujet de ce malade , dont la guérison a été si heureuse
et si prompte , malgré son âge avancé et les circonstances
défavorables dans lesquelles il se trouvait, M. Amussat,
n'ayant encore rien écrit à ce sujet , et dans le but d'être
utile à ceux qui désireraient pratiquer la même opération,
entre dans des détails importans sur le mode de pansement
qu'il emploie après l'opération , et sur les soins à donner
aux opérés , sans décrire de nouveau son procédé , qu'il a
plusieurs fois exposé devant l'Académie. (Voyez *Journal
analytique*, janvier 1828.)

Pansement.

Le calcul étant extrait , j'introduis, dit-il, dans la vessie,
par la plaie de l'hypogastre , la canule dont je me sers pour
donner issue à l'urine. Afin d'y parvenir plus sûrement , je
fais glisser cet instrument sur le doigt indicateur de la main
gauche, que j'ai préalablement placé dans la cavité de l'organe pour me servir de conducteur. Sans cette précaution,
on pourrait s'exposer à porter la canule derrière la face posté-
rieure de la vessie dans le tissu cellulaire ambiant, parce qu'a-
près l'extraction du calcul, la poche urinaire s'aplatissant
derrière les pubis, et l'ouverture qui y a été pratiquée se res-
serrant par la constriction des fibres musculaires, il serait
difficile de faire pénétrer sans conducteur la canule dans
cette ouverture. D'un autre côté , on pourrait encore, sans
cette précaution , être induit en erreur par l'urine qui s'é-

chapperait par la cavité de la canule, quand bien même elle serait hors du réservoir urinaire.

Cette canule, élastique comme les sondes, est semblable à celle dont on se sert pour pratiquer des injections dans le vagin. Longue de huit à neuf pouces, pour les adultes, et large de cinq à six lignes, elle est recourbée dans le sens de sa longueur, et doit être placée de manière que sa concavité corresponde à la symphyse du pubis. Son extrémité vésicale est munie d'une olive sur les côtés de laquelle on pratique deux larges ouvertures. L'autre extrémité est taillée en bec de flûte dans la moitié de son épaisseur et dans l'étendue de deux pouces environ, de sorte qu'elle forme dans ce point une espèce de gouttière. Dans l'endroit où commence cette gouttière sont fixés quatre fils qui servent à fixer l'instrument.

La canule étant introduite comme il a été dit plus haut, elle sert à nettoyer la vessie au moyen d'une injection, et on procède ensuite à la réunion par première intention de toute la partie supérieure de la plaie.

Réunion.

Pour obtenir cette réunion d'une manière plus prompte et plus facile, M. Amussat éponge avec le plus grand soin les bords de la plaie pour enlever le sang et l'eau dont ils ont été baignés pendant l'opération, et les rapproche ensuite le plus exactement possible avec les doigts, tandis qu'un aide applique au-dessus de longues bandelettes de diachylon qui s'étendent d'un côté de l'abdomen à l'autre. Il établit ensuite un point de compression de chaque côté de l'incision pour favoriser le rapprochement de ses bords, à l'aide de petites compresses graduées placées les unes au-dessus des autres, et par-dessus les bandelettes agglutinatives. Le tout est recouvert de compresses ordinaires et maintenu par un bandage de corps.

Manière de fixer la canule.

Quand la plaie a été réunie, il est très-important de s'opposer à ce que la canule puisse vaciller dans l'angle inférieur de cette plaie qu'elle occupe; autrement, en frottant contre les parois de la vessie, elle occasionnerait des douleurs au malade et de l'irritation. Pour éviter ces inconvéniens, on la fixe au moyen des quatre fils cirés dont elle est garnie. Deux de ces fils sont fixés sur l'abdomen par les bandelettes qui ont servi à la réunion, et les deux autres au bandage de corps, au moyen d'épingles.

Pour empêcher que l'urine qui sort continuellement par la canule ne mouille le malade, après avoir recouvert les organes génitaux d'un linge fin, on place au-dessous de l'instrument un petit sac de toile cirée destiné à recevoir le liquide urinaire, et qu'on attache également au bandage de corps.

Le malade dans son lit.

Le malade étant ainsi pansé, on le reporte dans son lit, qui sera disposé de manière que l'on puisse circuler tout autour. Il s'y tiendra presqu'assis, les membres inférieurs étendus horizontalement. Cette position est, selon M. Amussat, préférable à tout autre après la taille suspubienne, 1° parce que le tronc étant droit, la ligne blanche est tirée, et par conséquent ses bords sont rapprochés dans le point divisé; 2° parce que l'angle de la plaie qu'occupe la canule se trouve dans une position tout-à-fait déclive, et que, par conséquent, l'urine s'engage plus facilement dans cet instrument, et ne peut séjourner derrière le pubis. Pour éviter l'œdème qui se manifeste quelquefois dans la peau du scrotum, surtout chez les vieillards, quand après l'opération on laisse les testicules pendans, il faut les soutenir avec un tampon de linge fin que l'on place au-dessous.

Le bassin du malade est ensuite recouvert d'un cerceau

qui soutient les couvertures pour les empêcher de porter sur la canule.

Toutes les demi-heures, il faut vider le petit sac destiné à recevoir l'urine, et même plus souvent s'il est nécessaire.

Ne pas trop se hâter de saigner.

Quand l'opéré est un vieillard, il ne faut pas, dit M. Amussat, trop se hâter de combattre, par des saignées soit locales, soit générales, les symptômes fébriles qui peuvent survenir après l'opération, quand bien même le sujet serait pléthorique. Souvent, en effet, une saignée pratiquée sur un individu avancé en âge le jette dans un abattement dont il est quelquefois difficile de le retirer, tandis que la diète absolue, les boissons délayantes suffisent presque toujours pour dissiper ces symptômes : du reste, M. Amussat assure n'avoir jamais observé de péritonite chez les différens malades qu'il a opérés.

Dans le cas où, quelques heures après l'opération, il s'écoulerait du sang par la canule ou sur ses bords, il faudrait bien se garder de la retirer dans la crainte d'une hémorrhagie : cet accident est en effet peu à redouter dans la taille suspubienne. On se contenterait donc de faire une injection dans la vessie par la canule, et l'on verrait le sang s'arrêter promptement. Si la canule venait à s'obstruer par des mucosités ou du sang, il faudrait la déboucher, soit par une injection, soit en introduisant les barbes d'une plume dans sa cavité.

Point de purgatifs.

Il arrive souvent que les vieillards opérés de la taille accusent des coliques plus ou moins violentes : elles sont ordinairement occasionnées par des gaz dont M. Amussat conseille de faciliter la sortie, par l'introduction d'une canule de gomme élastique dans l'anus.

Loin de regarder la constipation comme un accident chez les opérés après la taille suspubienne, ce chirurgien pense au contraire que c'est une chose heureuse et qui favorise beaucoup la réunion. En effet, si les envies d'aller à la garderobe se faisaient sentir, les malades, obligés de se lever, de changer de position, et de faire des efforts pour y satisfaire, dérangeraient sans cesse le pansement; aussi, quand cet état de constipation existe, M. Amussat se garde bien de le combattre, soit par les purgatifs ou les laxatifs même les plus légers, surtout quand la plaie n'est point encore cicatrisée. Il a remarqué que l'emploi de ces moyens est suivi souvent de diarrhées opiniâtres qui affaiblissent les malades, et qu'il est très-difficile d'arrêter.

Suppression de la canule.

Le sixième ou septième jour, chez les adultes, et même le quatrième ou le cinquième chez les enfans, M. Amussat supprime la canule et ne lui en substitue pas une moins grosse, comme il le faisait d'abord, cela lui ayant paru inutile. A cette époque, la plaie se trouve cicatrisée par première intention dans toute sa partie supérieure, et le trajet fistuleux qui s'est établi sur les côtés de la canule, entre la vessie et les parois abdominales est suffisamment consolidé pour ôter toute crainte des épanchemens d'urine.

Quand la canule a été supprimée, il faut chaque jour faire tenir l'opéré, le plus long-temps possible, assis dans un fauteuil, la position verticale du tronc favorisant la sortie de l'urine et le rapprochement des bords de l'ouverture qu'occupe la canule.

Après la suppression de cette canule, M. Amussat ne cherche point à hâter le passage de l'urine par le canal au moyen des sondes élastiques. Il regarde l'usage de ces instrumens après la taille au haut appareil comme inutile, puisque tout tend à prouver qu'ils ne peuvent détourner l'urine de la plaie de l'hypogastre tant que celle-ci n'est point complètement cicatrisée ; il est même porté à croire que la présence de cet instrument favorise et entretient les fistules hypogastriques , par l'irritation qu'il cause dans la vessie.

Soins hygiéniques.

M. Amussat pense qu'on ne saurait apporter trop d'attention à observer les règles de l'hygiène après toutes les grandes opérations, mais particulièrement après celle de la taille. C'est à cette précaution qu'il attribue la plus grande partie des succès qu'il a obtenus.

La chambre qu'habite l'opéré doit être grande vaste , et maintenue à une température toujours égale. Il faut éviter avec soin tout ce qui pourrait causer du froid à l'opéré. Il doit porter, même au lit, un gilet de flanelle, et ses membres inférieurs sont recouverts de pièces de cette même étoffe. A chaque instant, il faut exprimer les éponges placées dans la poche de toile cirée, de crainte que l'urine , en s'épanchant sur les cuisses et sur les bourses du malade , ne cause du refroidissement. Pour éviter la mauvaise odeur que répand ce liquide, il faut souvent changer la poche destinée à le recevoir et les éponges qu'elle contient.

Une tisane de chiendent et de graines de lin est la seule boisson qui soit prescrite dans les premiers jours. Cependant si l'opération n'a été suivie d'aucun symptôme inflammatoire grave, la diète trop long-temps prolongée pouvant devenir préjudiciable , le sixième ou le septième jour , M. Amussat commence à permettre à ses opérés quelques alimens de facile digestion, tels que les bouillons, les fécules , etc. Il rend ensuite ces alimens plus nutritifs et plus abondans , à mesure que les malades approchent de la guérison, qui est ordinairement complète du vingtième au trentième jour. La plaie résultant de l'opération est alors remplacée par deux cicatrices, l'une supérieure , obtenue par première intention, est linéaire, tandis que l'autre, qui est inférieure, obtenue par seconde intention dans le point qui correspondait à la canule, est ovalaire et forme bientôt une petite saillie pisiforme.

Après avoir ainsi exposé son mode de pansement, et les soins qu'il donne à ses malades après l'opération, M. Amussat fait un résumé des différentes tailles suspubiennes pratiquées d'après son procédé.

Les opérés sont au nombre de douze, parmi lesquels on trouve trois enfans ; l'un était âgé de deux ans, l'autre de quatre et le troisième de douze ; un adulte et huit vieillards de soixante à soixante-dix-sept ans. De ces douze malades un seul est mort des suites de l'opération, et il serait injuste, dit M. Amussat, d'attribuer sa mort au procédé mis en usage, puisque, quelque moyen qu'on eût employé, il est probable que le résultat eût été le même. C'était un vieux général âgé de soixante-douze ans, chez lequel l'opération fut longue et extrêmement pénible. La vessie, très-malade, contenait une pierre volumineuse et friable, incrustée en quelque sorte sur des fongosités qui s'élevaient de la face interne de l'organe. Elle se brisa en plusieurs fragmens quand on voulut la saisir, ce qui rendit son extraction plus longue et plus difficile. La mort arriva le quatrième jour, la canule n'ayant pu être maintenue en place plus de vingt-quatre heures, à cause de l'indocilité du malade. L'autopsie n'a point été faite.

M. Amussat pense que tout chirurgien de bonne foi ne pourrait attribuer à l'opération la mort de deux autres vieillards qui ont succombé bien long-temps après.

Le premier, âgé de soixante-seize ans, n'est mort que soixante-trois jours après avoir été opéré, à la suite d'une fièvre intermittente pernicieuse, la plaie ayant déjà été cicatrisée et l'urine ayant passé par le canal. Le deuxième, âgé de soixante-onze ans, et qui est mort à l'hôpital Saint-Louis, quarante jours après l'opération, n'a présenté à l'autopsie aucune lésion grave du côté de la vessie, comme l'ont prétendu quelques personnes, tandis qu'il existait dans d'autres organes des altérations suffisantes pour expliquer la mort, tels que des tubercules dans le cerveau, des ulcérations et des vers dans l'estomac et dans le tube digestif.

D'après ces résultats, dit M. Amussat en terminant, je pense que le procédé que je mets en pratique doit fixer l'attention des praticiens ; et si on considère l'âge de mes opérés, je ne crains pas de dire qu'il n'est point de méthode de tailler qui offre plus de chance de succès, puisque sur douze malades il n'en est réellement mort qu'un seul des suites de l'opération ; encore était-il dans des conditions tellement défavorables, que toute autre méthode n'aurait sans doute pas mieux réussi. Il ajoute qu'il regrette de n'avoir pas plus de faits à présenter à l'Académie, mais qu'il croit faire une chose utile pour la science, en exposant consciencieusement les résultats de sa pratique.

IMPRIMERIE DE C. THUAU,
RUE DU CLOÎTRE S.-BENOÎT N. 4.